GLAUBER G. SILVA

COMO CALCULAR HONORÁRIOS MÉDICOS

CBHPM

AMB 90

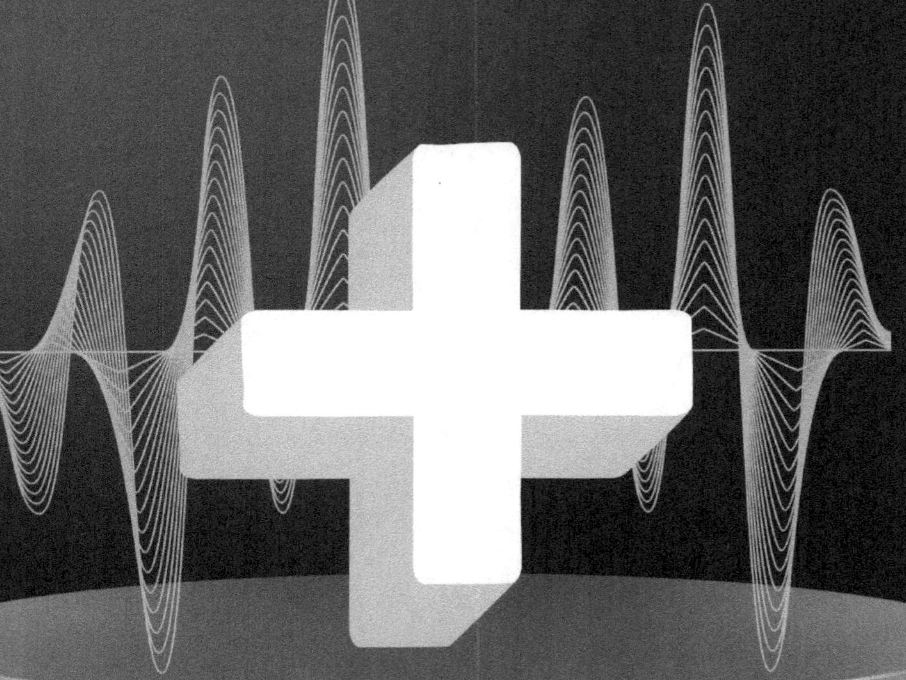

Guia Prático para Profissionais de Saúde

Como Calcular Honorários Médicos

CBHPM e AMB 90

Guia Prático para Profissionais de Saúde

CLUBE DE AUTORES

SUMÁRIO

CAPÍTULO 1

INTRODUÇÃO

Objetivos do livro e o que os profissionais de saúde podem esperar

Este livro aborda de forma abrangente e detalhada o processo de cálculo de honorários médicos, utilizando a Classificação Brasileira Hierarquizada de Procedimentos Médicos (CBHPM)

E a tabela de Procedimento Médicos AMB 90

O objetivo principal deste guia é fornecer a vocês, profissionais de saúde, uma ferramenta indispensável para compreender e dominar os aspectos do cálculo de honorários médicos.

Reconhecemos que determinar um valor justo pelos serviços prestados é um desafio constante e complexo, afetando diretamente a sustentabilidade financeira de suas práticas e a qualidade do atendimento oferecido aos pacientes.

Neste livro, buscamos preencher uma lacuna no mercado editorial, oferecendo um recurso abrangente e de fácil acesso para auxiliá-los em suas tomadas de decisão relacionadas aos honorários médicos.

Acreditamos firmemente que a compreensão profunda dos fundamentos da CBHPM e AMB 90 e o domínio das metodologias de cálculo são cruciais para garantir uma remuneração adequada e equitativa pelos serviços prestados.

Este guia oferece uma abordagem clara e concisa dos conceitos essenciais, incluindo tabelas, códigos e fatores determinantes no cálculo de honorários médicos.

Além disso, por meio de exemplos práticos, ilustramos a aplicação desses conhecimentos em situações reais, auxiliando-os na compreensão e aplicação dos conceitos discutidos.

Nosso objetivo é fornecer a vocês as informações necessárias para que se tornem proficientes no cálculo de honorários médicos, contribuindo para a eficiência e a sustentabilidade de suas práticas clínicas.

Em resumo, este livro foi cuidadosamente elaborado para capacitar vocês, profissionais de saúde, a dominar o cálculo de honorários médicos pela CBHPM e AMB 90.

Ao compartilhar nosso conhecimento, temos como objetivo apoiá-los em suas jornadas profissionais, capacitando-os a tomar decisões informadas e estratégicas no que diz respeito aos honorários médicos.

Agradecemos sua dedicação e comprometimento em oferecer cuidados de saúde de qualidade à comunidade.

Esperamos que este livro seja uma valiosa ferramenta em sua jornada de aprimoramento profissional.

Desejamos a todos uma leitura proveitosa e enriquecedora.

CAPÍTULO 2

CBHPM Conceitos Fundamentais

CBHPM

A Classificação Brasileira Hierarquizada de Procedimentos Médicos (CBHPM) é um sistema utilizado no Brasil para classificar e padronizar os procedimentos médicos realizados por profissionais de saúde. Ela foi desenvolvida com o intuito de estabelecer critérios objetivos para a remuneração dos serviços prestados, levando em consideração a complexidade, a modalidade de atendimento e outros fatores relevantes.

A CBHPM é composta por uma extensa lista de procedimentos médicos, cada um deles identificado por um código único. Esses códigos são organizados em tabelas que abrangem diversas áreas da prática médica, como consultas, exames, cirurgias, terapias e outros procedimentos.

A classificação dos procedimentos na CBHPM é hierárquica, ou seja, eles são agrupados em níveis de complexidade crescente. Isso permite que os profissionais de saúde possam identificar o nível de complexidade de um procedimento específico e utilizar isso como referência para o cálculo dos honorários.

Além dos códigos e da hierarquia, a CBHPM também estabelece valores referenciais para cada procedimento, conhecidos como "Valor dos Pontos". Esses valores são atualizados periodicamente e servem como base para a remuneração dos serviços médicos.

No entanto, é importante ressaltar que a CBHPM não determina os valores exatos dos honorários médicos. Ela fornece uma estrutura e uma referência para auxiliar os profissionais de saúde na definição dos valores a serem cobrados pelos procedimentos realizados. Esses valores podem ser ajustados de acordo com diversos fatores, como a complexidade do caso, a modalidade de atendimento (ambulatorial, hospitalar, cirúrgico, etc.) e outros diferenciais relevantes.

É fundamental que os profissionais de saúde tenham um conhecimento aprofundado da CBHPM para garantir uma remuneração justa e adequada pelos serviços prestados. A compreensão dos conceitos, das tabelas, dos códigos e dos critérios de ajuste é essencial para realizar um cálculo preciso dos honorários médicos.

Ao utilizar a CBHPM como referência, os profissionais de saúde têm uma base sólida para garantir a transparência e a equidade no processo de remuneração, além de contribuir para a padronização e a qualidade dos serviços médicos em todo o país.

Visão geral componentes e tabelas da CBHPM

A CBHPM (Classificação Brasileira Hierarquizada de Procedimentos Médicos) utiliza códigos e tabelas para classificar os procedimentos médicos de forma organizada e padronizada. Vamos fornecer uma visão geral desses códigos e tabelas utilizados na CBHPM:

Como a CBHPM é organizada?

A tabela CBHPM não é dividida por especialidades, e sim por capítulos, de modo que existem procedimentos mesclados que podem ser realizados por várias especialidades.

Capítulo 1 - Procedimentos Gerais.

Capítulo 2 - Procedimentos Clínicos (ambulatoriais e hospitalares).

Capítulo 3 - Procedimentos Cirúrgicos Invasivos.

Capítulo 4 - Procedimentos Diagnósticos e Terapêuticos.

Tabelas

Tabela de Procedimentos Médicos Ambulatoriais

engloba procedimentos realizados em consultórios e ambulatórios, como consultas, exames e terapias.

Atendimento Ambulatorial resume na realização de curativos, pequenas cirurgias, primeiros socorros e outros procedimentos que dispensam estruturas e recursos mais complexos para a execução.

PROCEDIMENTOS CLÍNICOS

PROCEDIMENTOS CLÍNICOS AMBULATORIAIS			2.01.00.00-0
Código	Procedimentos	Porte	Custo Oper.
2.01.03.59-0	Programa de exercício supervisionado sem obtenção de eletrocardiograma e/ou saturação de O2 - sessão individual	1A	-
2.01.03.60-3	Programa de exercício supervisionado sem obtenção de eletrocardiograma e/ou saturação de O2 - sessão coletiva	1A	-
2.01.03.61-1	Queimados - seguimento ambulatorial para prevenção de seqüelas (por segmento)	1C	0,300
2.01.03.72-7	Reabilitação cardíaca supervisionada. Programa de 12 semanas. Duas a três		

Alguns exemplos de atendimentos que realizamos em ambulatório:

- Curativos

- Retirada de pontos

- Punção ou Infiltração

Tabela de Procedimentos Cirúrgicos

Contém os procedimentos cirúrgicos realizados em ambiente hospitalar.

PROCEDIMENTOS CIRÚRGICOS E INVASIVOS

CABEÇA E PESCOÇO — 3.02.00.00-8

Código	Procedimentos	Porte	Custo Oper.	Nº de Aux.	Porte Anest.
TIREÓIDE (3.02.13.00-2)					
3.02.13.01-0	Biópsia de tireóide	3A	-	-	0
3.02.13.02-9	Bócio mergulhante: extirpação por acesso cérvico-torácico	10B	-	3	5
3.02.13.03-7	Istmectomia ou nodulectomia	5B	-	2	4
3.02.13.04-5	Tireoidectomia parcial	7C	-	2	4
3.02.13.05-3	Tireoidectomia total	9A	-	2	5

Tabela de Honorários Auxiliares

Refere-se a procedimentos realizados por profissionais auxiliares, como enfermeiros, técnicos de radiologia, entre outros.

PROCEDIMENTOS DIAGNÓSTICOS E TERAPÊUTICOS

MÉTODOS DIAGNÓSTICOS POR IMAGEM — 4.08.00.00-8

Código	Procedimentos	Inc.	Filme ou Doc	Porte	Custo Oper.
ANGIORRADIOLOGIA (4.08.12.00-6)					
4.08.12.03-0	Angiografia por cateterismo não seletivo de grande vaso	12	1,5240	5B	16,860
4.08.12.04-9	Angiografia por cateterismo seletivo de ramo primário - por vaso	12	1,5240	4C	17,350

Composição da CBHPM

Códigos

Cada procedimento médico na CBHPM é identificado por um código

único, que permite a sua identificação e registro adequados.

Os códigos geralmente seguem uma estrutura numérica para representar

o procedimento específico.

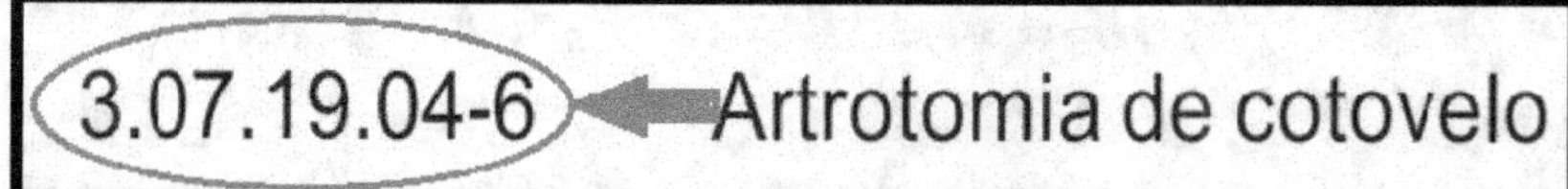

Os códigos são organizados de acordo com a hierarquia de

complexidade, facilitando a identificação do nível de complexidade de

cada procedimento.

Procedimentos

Além dos códigos, cada procedimento na CBHPM possui uma descrição detalhada que fornece informações sobre a natureza do procedimento, sua finalidade e os requisitos para sua realização.

SISTEMA DIGESTIVO E ANEXOS — 3.10.00.00-2

Código	Procedimentos	Porte	Custo Oper.	N° de Aux.	Porte Anest.
ABDOME, PAREDE E CAVIDADE (3.10.09.00-0)					
3.10.09.01-8	Abscesso perineal - drenagem cirúrgica	2B	–	1	2
3.10.09.02-6	Biópsia de parede abdominal	3B	44,610	1	1
3.10.09.04-2	Cisto sacro-coccígeo - tratamento cirúrgico	4C	36,500	1	2
3.10.09.05-0	Diástase dos retos-abdominais - tratamento cirúrgico	5B	24,330	1	2
3.10.09.06-9	Hérnia inguinal encarcerada em RN ou lactente	8B	30,410	1	4
3.10.09.07-7	Herniorrafia com ressecção intestinal - estrangulada	8A	–	2	4

> 3.07.19.08-9   Fraturas / pseudartroses / artroses / com fixador externo dinâmico - tratamento cirúrgico ....

As descrições ajudam os profissionais de saúde a entender melhor o procedimento e a escolher o código adequado para o cálculo dos honorários.

Porte do Procedimento

A CBHPM classifica os procedimentos médicos de acordo com a sua complexidade.

Os procedimentos são divididos em portes (P01 a P14) e 3 sub portes (A, B e C), onde basta apenas relacionar o Porte ao seu valor, na tabela de referência contida na própria CBHPM:

SISTEMA DIGESTIVO E ANEXOS					3.10.00.00-2
Código	Procedimentos	Porte	Custo Oper.	N° de Aux.	Porte Anest.
ABDOME, PAREDE E CAVIDADE (3.10.09.00-0)					
3.10.09.01-8	Abscesso perineal - drenagem cirúrgica	2B	–	1	2
3.10.09.02-6	Biópsia de parede abdominal	3B	44,610	1	1
3.10.09.04-2	Cisto sacro-coccígeo - tratamento cirúrgico	4C	36,500	1	2
3.10.09.05-0	Diástase dos retos-abdominais - tratamento cirúrgico	5B	24,330	1	2
3.10.09.06-9	Hérnia inguinal encarcerada em RN ou lactente	8B	30,410	1	4
3.10.09.07-7	Herniorrafia com ressecção intestinal - estrangulada	8A	–	2	4

O porte é atribuído com base na dificuldade técnica, no risco do procedimento e no tempo demandado para sua execução.

 Portanto, procedimentos mais complexos ou que envolvam maior risco podem ter um porte mais elevado.

Custo Operacional

Refere-se aos custos diretos e indiretos envolvidos na prestação do serviço médico. Esses custos incluem despesas com material, equipamentos, estrutura física, pessoal, entre outros.

O custo operacional é um dos fatores considerados para determinar o valor do procedimento na tabela.

MÉTODOS DIAGNÓSTICOS POR IMAGEM					4.08.00.00-8
Código	Procedimentos	Inc.	Filme M²	Porte	Custo Oper.
ANGIORRADIOLOGIA (4.08.12.00-6)					
4.08.12.03-0	Angiografia por cateterismo não seletivo de grande vaso	12	1,5240	5B	16,860
4.08.12.04-9	Angiografia por cateterismo seletivo de ramo primário - por vaso	12	1,5240	4C	17,350
4.08.12.05-7	Angiografia por cateterismo superseletivo de ramo secundário ou distal - por vaso	12	1,5240	5C	18,950
4.08.12.02-2	Angiografia por punção	5	0,6350	3C	9,370

- **Custo direto:** Relacionados à realização do procedimento, como o valor dos insumos, equipamentos e materiais utilizados.
- **Custo indireto:** Custos não diretamente relacionados à realização do procedimento, mas que são necessários para o seu funcionamento, como o custo da estrutura física, da mão de obra e da administração.

Número de Auxiliares

Alguns procedimentos médicos exigem a participação de outros profissionais de saúde como enfermeiros, técnicos ou assistentes. O número de auxiliares é um componente da CBHPM que leva em conta a necessidade de colaboradores durante a execução do procedimento.

SISTEMA DIGESTIVO E ANEXOS					3.10.00.00-2
Código	**Procedimentos**	**Porte**	**Custo Oper.**	**Nº de Aux.**	**Porte Anest.**
ABDOME, PAREDE E CAVIDADE (3.10.09.00-0)					
3.10.09.01-8	Abscesso perineal - drenagem cirúrgica	2B	–	1	2
3.10.09.02-6	Biópsia de parede abdominal	3B	44,610	1	1
3.10.09.04-2	Cisto sacro-coccígeo - tratamento cirúrgico	4C	36,500	1	2

O número de auxiliares é calculado com base na complexidade do procedimento e no tipo de assistência necessária.

Porte Anestésico

Refere-se à complexidade do ato anestésico associado a um procedimento cirúrgico. O porte anestésico é classificado de acordo com a gravidade do procedimento e os riscos envolvidos na administração da anestesia.

SISTEMA DIGESTIVO E ANEXOS					3.10.00.00-
Código	Procedimentos	Porte	Custo Oper.	N° de Aux.	Porte Anest
ABDOME, PAREDE E CAVIDADE (3.10.09.00-0)					
3.10.09.01-8	Abscesso perineal - drenagem cirúrgica	2B	–	1	2
3.10.09.02-6	Biópsia de parede abdominal	3B	44,610	1	1
3.10.09.04-2	Cisto sacro-coccígeo - tratamento cirúrgico	4C	36,500	1	2
3.10.09.05-0	Diástase dos retos-abdominais - tratamento cirúrgico	5B	24,330	1	2
3.10.09.06-9	Hérnia inguinal encarcerada em RN ou lactente	8B	30,410	1	4

Estão classificados em portes que vão do 0 ao 8

Onde zero significa a "NÃO" participação do anestesista.

Quando houver a necessidade da participação do anestesista em procedimentos em que não tenham porte na tabela, a remuneração do será equivalente ao **Porte 3.**

Filme M²

Se refere ao custo dos filmes radiológicos utilizados nos exames de imagem.

O valor do metro quadrado de filme é fornecido pelo Colégio Brasileiro de Radiologia.

O valor pode variar também conforme acordos entre prestadores e operadoras.

MÉTODOS DIAGNÓSTICOS POR IMAGEM					4.08.00.00-8
Código	Procedimentos	Inc.	Filme M²	Porte	Custo Oper.
ANGIORRADIOLOGIA (4.08.12.00-6)					
4.08.12.03-0	Angiografia por cateterismo não seletivo de grande vaso	12	1,5240	5B	16,860
4.08.12.04-9	Angiografia por cateterismo seletivo de ramo primário - por vaso	12	1,5240	4C	17,350
4.08.12.05-7	Angiografia por cateterismo superseletivo de ramo secundário ou distal - por vaso	12	1,5240	5C	18,950
4.08.12.02-2	Angiografia por punção	5	0,6350	3C	9,370

Com isso, para saber o valor, basta multiplicar a quantidade de filme especificada para o procedimento pelo valor do Filme.

Incidências

Este termo está associado aos procedimentos de diagnóstico por imagem, e descreve as diferentes posições ou ângulos em que as imagens são adquiridas durante o procedimento de uma ou mais regiões do corpo.

| | MÉTODOS DIAGNÓSTICOS POR IMAGEM | | | | 4.08.00.00-8 |
Código	Procedimentos	Inc.	Filme M²	Porte	Custo Oper.
ANGIORRADIOLOGIA (4.08.12.00-6)					
4.08.12.03-0	Angiografia por cateterismo não seletivo de grande vaso	12	1,5240	5B	16,860
4.08.12.04-9	Angiografia por cateterismo seletivo de ramo primário - por vaso	12	1,5240	4C	17,350
4.08.12.05-7	Angiografia por cateterismo superseletivo de ramo secundário ou distal - por vaso	12	1,5240	5C	18,950
4.08.12.02-2	Angiografia por punção	5	0,6350	3C	9,370

As incidências são classificadas de acordo com o tipo de procedimento de diagnóstico por imagem realizado.

UR (Unidade Radiotraçador)

UR (Unidade Radiotraçador) é um componente que se refere à utilização de Radiotraçadores em procedimentos médicos que envolvem medicina nuclear. Radiotraçadores são substâncias radioativas utilizadas para criar imagens funcionais dos órgãos e tecidos do corpo.

MEDICINA NUCLEAR					4.07.00.00-3
Código	Procedimentos	UR	Filme ou Doc	Porte	Custo Oper.
4.07.07.03-2	Cintilografia de perfusão cerebral	*	0,5700	3B	13,997
4.07.07.04-0	Cisternocintilografia	*	0,9500	3B	32,535
4.07.07.05-9	Cisternocintilografia para pesquisa de fístula liquórica	*	0,9500	3B	32,535
4.07.07.06-7	Fluxo sangüíneo cerebral	*	0,3800	1C	4,296

Definições mais detalhadas

UR = valor do material radioativo X quantidade utilizada

Exemplo:

Um procedimento de cirurgia de câncer que utiliza 10 gramas de cobalto-60, que custa R$ 1.000,00 por grama, tem uma UR de R$ 10.000,00

Entendimento dos componentes do valor dos procedimentos

Para compreender adequadamente o valor dos procedimentos na CBHPM, é essencial entender os componentes que compõem essa remuneração. Vamos explorar os principais componentes do valor dos procedimentos médicos:

1. **Valor dos Pontos:** A CBHPM utiliza uma unidade de medida chamada "Ponto". Cada procedimento na tabela possui um valor atribuído em pontos. O Valor dos Pontos é uma referência financeira e serve como base para calcular o valor monetário do procedimento.

2. **Unidade de Valor (UV):** A Unidade de Valor é um fator multiplicador que é aplicado ao Valor dos Pontos para determinar o valor monetário do procedimento. A UV é ajustada anualmente e varia de acordo com a região geográfica e o tipo de atendimento (ambulatorial, hospitalar, cirúrgico, entre outros).

3. **Fator de Ajuste:** Além da Unidade de Valor, alguns procedimentos podem ter um Fator de Ajuste específico. Esse fator é aplicado ao valor resultante da multiplicação do Valor dos Pontos pela Unidade de Valor. O Fator de Ajuste leva em

consideração diferentes critérios, como complexidade, tempo de execução e outros elementos específicos do procedimento.

4. **Porte Anestésico:** Nos casos em que o procedimento requer anestesia, é atribuído um Porte Anestésico específico. Esse porte está relacionado ao grau de risco associado à anestesia e influencia o valor do procedimento.

5. **Taxa de Sala:** Em procedimentos cirúrgicos, é considerada uma Taxa de Sala para cobrir os custos do uso do espaço cirúrgico, equipamentos e materiais. Essa taxa é adicionada ao valor total do procedimento.

6. **Outros Fatores:** Além dos componentes mencionados acima, outros fatores podem ser considerados para determinar o valor dos procedimentos na CBHPM. Isso pode incluir a participação em equipes multiprofissionais, a complexidade do caso, a modalidade de atendimento (ambulatorial, hospitalar) e outros critérios específicos.

CAPÍTULO 3

Cálculo de honorários médicos pela CBHPM

Cálculo Básico

A CBHPM — Classificação Brasileira Hierarquizada de Procedimentos Médicos define faixas de valorização dos atos médicos conforme seus portes. Portanto, o primeiro passo é encontrar o procedimento que você deseja consultar. A lista não indica valores monetários, e sim os procedimentos, que são divididos em 14 portes, agrupados em três subportes: A, B e C.

A divisão segue alguns parâmetros:

- a complexidade técnica;
- o tempo de execução;
- a atenção requerida;
- o grau de treinamento necessário para capacitar o profissional responsável pela execução.

Vale observar que o cálculo da CBHPM leva em consideração alguns parâmetros, quais sejam:

- os valores dos aportes;

- o que é efetivamente pago ao profissional de saúde;

- o valor da unidade de custo operacional (UCO), que remunera os aluguéis, os equipamentos;

- a folha de pagamento.

Em toda a tabela, existem regras para cada situação. Você precisa considerar o custo operacional. Ele é indicado por um valor que deve ser multiplicado pela Unidade de Custo Operacional — UCO, que hoje vale *R$20,47. Assim, se o procedimento tem um UCO de 0,300, isso quer dizer que em unidade monetária nacional, ou seja, em reais, esse valor é de R$6,141, por exemplo.

Valor utilizado apenas de exemplo, verificar valor atualizado!

Com uma leitura mais apurada e um conhecimento mais profundo, pode-se efetivar o cálculo com propriedade e rapidamente.

A fórmula para calcular honorários médicos pela CBHPM é bem simples:

Porte do procedimento + custo operacional (quando houver previsão) = valor total.

Os valores dos portes e da UCO têm reajuste conforme o INPC (Índice Nacional de Preços ao Consumidor Amplo), que é medido pelo IBGE para compensar as defasagens resultantes da inflação

Para a parametrização correta do preço do procedimento no sistema, é necessário em primeiro lugar, um bom entendimento de como estão estruturadas as tabelas médicas, atualmente utilizadas.

Tomemos por base os seguintes exemplos da

CBHPM:

Código	Procedimentos	Porte	Custo Oper.	N° de Aux.	Porte Anest.
ABDOME, PAREDE E CAVIDADE (3.10.09.00-0)					
3.10.09.01-8	Abscesso perineal - drenagem cirúrgica	2B	–	1	2
3.10.09.02-6	Biópsia de parede abdominal	3B	44,610	1	1
3.10.09.04-2	Cisto sacro-coccígeo - tratamento cirúrgico	4C	36,500	1	2
3.10.09.05-0	Diástase dos retos-abdominais - tratamento cirúrgico	5B	24,330	1	2
3.10.09.06-9	Hérnia inguinal encarcerada em RN ou lactente	8B	30,410	1	4
3.10.09.07-7	Herniorrafia com ressecção intestinal - estrangulada	8A	–	2	4
3.10.09.31.0	Herniorrafia com ressecção intestinal - estrangulada por				

Código	Procedimentos	Inc.	Filme M²	Porte	Custo Oper.
ANGIORRADIOLOGIA (4.08.12.00-6)					
4.08.12.03-0	Angiografia por cateterismo não seletivo de grande vaso	12	1,5240	5B	16,860
4.08.12.04-9	Angiografia por cateterismo seletivo de ramo primário - por vaso	12	1,5240	4C	17,350
4.08.12.05-7	Angiografia por cateterismo superseletivo de ramo secundário ou distal - por vaso	12	1,5240	5C	18,950
4.08.12.02-2	Angiografia por punção	5	0,6350	3C	9,370
4.08.12.07-3	Angiografia pós-operatória de controle	4	0,5000	2C	8,210
4.08.12.06.5	Angiografia transoperatória de posicionamento	4	0,5000	2C	8,210

Código	Procedimentos	Porte	Custo Oper.
4.03.14.13-8	HIV - qualitativo por PCR	0,25 de 1A	10,701
4.03.14.14-6	HIV, genotipagem	0,50 de 1A	59,940
4.03.14.15-4	HPV (vírus do papiloma humano) + subtipagem quando necessário PCR	0,50 de 1A	32,967
4.03.14.16-2	HTLV I / II por PCR (cada)	0,25 de 1A	29,970
4.03.14.17-0	Mycobactéria PCR	0,25 de 1A	10,701
4.03.14.18-9	Parvovirus por PCR	0,50 de 1A	36,477
4.03.14.28-6	Pesquisa de mutação de alelo específico por PCR	0,25 de 1A	10,701

Nas tabelas, podemos verificar os seguintes itens que compõem o cálculo do procedimento: Porte, Uco, Filme, Porte Anestésico.

Também temos a interferência no Porte da fração do Porte (peso do porte), do grau de participação do médico/auxiliar, dos deflatores da UCO e Porte (percentuais de desconto ou acréscimos negociados) e do valor do Filme, da via de acesso para execução do procedimento e técnica utilizada.

Tudo isso junto define o valor a ser pago por um procedimento.

Os procedimentos são divididos em portes (P01 a P14) e 3 subportes (A, B e C), onde basta apenas relacionar o Porte ao seu valor, na tabela de referência contida na própria CBHPM:

1) Portes dos Procedimentos Médicos:

1A	R$ 8,00	5C	R$ 184,00	10B	R$ 608,00
1B	R$ 16,00	6A	R$ 200,00	10C	R$ 676,00
1C	R$ 24,00	6B	R$ 220,00	11A	R$ 716,00
2A	R$ 32,00	6C	R$ 240,00	11B	R$ 784,00
2B	R$ 42,00	7A	R$ 260,00	11C	R$ 860,00
2C	R$ 50,00	7B	R$ 280,00	12A	R$ 892,00
3A	R$ 69,00	7C	R$ 340,00	12B	R$ 960,00
3B	R$ 88,00	8A	R$ 368,00	12C	R$1.176,00
3C	R$ 100,00	8B	R$ 384,00	13A	R$1.292,00
4A	R$ 120,00	8C	R$ 408,00	13B	R$1.420,00
4B	R$ 132,00	9A	R$ 436,00	13C	R$1.570,00
4C	R$ 148,00	9B	R$ 476,00	14A	R$1.750,00
5A	R$ 160,00	9C	R$ 524,00	14B	R$1.900,00
5B	R$ 172,00	10A	R$ 560,00	14C	R$2.100,00

2) Unidade de Custo Operacional – UCO = R$ 11,50

Neste exemplo, como pode ser visto o valor de referência da UCO está definido inicialmente em *R$11,50.

Valor utilizado apenas de exemplo, verificar valor atualizado!

Definindo o Porte

Com isso, podemos apurar que o valor da Consulta médica (código 1.01.01.001-0) cujo porte é 2B deverá ser pago em R$42,00.

Se o Deflator do Porte tiver sido negociado em 20% menos, então deveremos reduzir o valor do porte em 20% o que representaria o valor de R$33,60, se for 20% a mais = R$50,40.

UCO: UNIDADE DE CUSTO OPERACIONAL

A UCO por sua vez, é um índice a ser multiplicado pelo seu valor, a exemplo do CH na tabela AMB, com isso, o procedimento 4.03.14.15-4 que possui a quantidade de UCO de 32,967 deverá pagar o valor de:

R$11,50 * 32,967 = R$379,12, isso se não houver deflator, como exemplificado no caso do porte.

Valor utilizado apenas de exemplo, verificar valor atualizado!

Porte Anestésico

Os atos anestésicos estão classificados de 0 a 8 e os seus valores na

CBHPM estão referenciados à:

```
Porte Anestésico
0 ....................................................................................... Anestesia Local
1 ....................................................................................................... 3A
2 ....................................................................................................... 3C
3 ....................................................................................................... 4C
4 ....................................................................................................... 6B
5 ....................................................................................................... 7C
6 ....................................................................................................... 9B
7 ..................................................................................................... 10C
8 ..................................................................................................... 12A
```

Com isso, um procedimento cujo porte seja 1, pagará ao anestesista o

valor do porte 3A que é de R$69,00.

Filme

O valor do metro quadrado de filme é fornecido pelo Colégio Brasileiro de Radiologia.

Na data deste manual, a referência é de:

* 1 m2 = R$21,70, podendo variar também conforme acordos entre prestadores e operadoras. Com isso, basta multiplicar a quantidade de filme especificada para o procedimento pelo valor do Filme.

Exemplo: Filme m2= (0,3080)

0,3080 m2 X R$ 21,70 = R$ 6,68

Valor utilizado apenas de exemplo, verificar valor atualizado!

Capítulo 4

Valoração dos atos cirúrgicos

Grau de Participação

Número de auxiliares permitidos na execução do procedimento. Varia de 1 a 3, onde o 1º auxiliar recebe 30% do valor do porte correspondente. O 2º auxiliar recebe 20% do valor do porte correspondente. O 3º auxiliar recebe 20% do valor do porte correspondente.

Com isso, o valor a ser pago aos auxiliares depende de seu grau de participação, do valor do porte do procedimento, e do valor do porte negociado entre o prestador e a operadora.

Vias de Acesso

Mesma via de acesso:

 Quando previamente planejada, ou quando se verificar, durante o ato cirúrgico, a indicação de atuar em vários

Órgãos ou regiões ou em múltiplas estruturas articulares a partir da mesma via de acesso, a

Quantificação do porte da corresponder, por aquela via, cirurgia será a que ao procedimento de maior porte, acrescido de 50% do previsto para cada um dos demais atos médicos praticados, desde que haja um código específico para o conjunto

Ou seja, se o procedimento foi executado na mesma via de acesso que o procedimento principal, o valor do procedimento é de 50% do seu valor calculado

Via de acesso diferente:

Quando ocorrer mais de uma intervenção por diferente via de acesso deve ser adicionado ao porte da cirurgia considerada principal o equivalente a 70% do porte de cada um dos demais atos praticados.

Neste caso se o procedimento foi executado na mesma cirurgia, mas por diferentes vias, o valor do procedimento é de 70% do seu valor calculado.

Cirurgias bilaterais:

Obedecem às normas acima as cirurgias bilaterais, realizadas por diferentes incisões (70%), ou pela mesma incisão (50%)

Múltiplas equipes cirúrgicas

Quando duas ou mais equipes distintas realizarem simultaneamente atos cirúrgicos diferentes, a cada uma delas será atribuído porte de acordo com o procedimento realizado e previsto nesta classificação.

Técnica Utilizada

Se o procedimento foi executado por videolaparoscopia, o valor do procedimento é acrescido em 50%.

Acomodação

Se o procedimento cirúrgico for executado em paciente internado em Apartamento, o valor a ser pago será acrescido em 100%.

ATENDIMENTO DE URGÊNCIA E EMERGÊNCIA

Os atos médicos praticados em caráter de urgência ou emergência terão um acréscimo de trinta por cento (30%) em seus portes nas seguintes eventualidades

:

- . No período compreendido entre 19h e 7h do dia seguinte.
- Em qualquer horário aos sábados, domingos e feriados
- Ao ato médico iniciado no período normal e concluído no período de urgência/emergência, aplica-se o acréscimo de 30% quando mais da metade do procedimento for realizado no horário de urgência/emergência.

CAPÍTULO 5

Múltiplos atos cirúrgicos e equipe Médica.

PROCEDIMENTOS CIRÚRGICOS E INVASIVOS

SISTEMA MÚSCULO-ESQUELÉTICO E ARTICULAÇÕES						3.07.00.00-0
Código	Procedimentos		Porte	Custo Oper.	Nº de Aux.	Porte Anest.
3.07.33.04-9	Osteocondroplastia - estabilização, ressecção e/ou plastia #		10C	38,500	1	6

10B	1.156,43	14A	3.319,16
10C	1.283,57	14B	3.611,31

UCO	R$ 12,00
FILME	R$ 25,38

Múltiplos atos cirúrgicos (Mesma via de Acesso)

Quando se verificar, durante o ato cirúrgico, a indicação de atuar em

vários órgãos ou regiões ou em múltiplas estruturas articulares a partir da

mesma via de acesso, a quantificação do porte da cirurgia será a que

corresponder, por aquela via, ao procedimento de maior porte, acrescido

de 50% do previsto para cada um dos demais atos médicos praticados,

desde que não haja um código específico para o conjunto.

Exemplos:

3.07.33.04-9 - Cirurgião (mesma via de acesso)

Porte10C = R$ 1.283,57 (2 x tabela) = R$ 2.567,14 x 50% = R$ 1.283,57

Total = R$ 1.283,57

3.07.33.04-9 – 1° Auxiliar (mesma via de acesso)

30% do valor do porte: R$ 1.283,57 x 30% = R$ 385,07

3.07.33.04-9 – 2° Auxiliar (mesma via de acesso)

20% do valor do porte: R$ 1.283,57 x 20% = Total R$ 256,71.

Múltiplos atos cirúrgicos (via de Acesso diferente)

Quando ocorrer mais de uma intervenção por diferentes vias de acesso, deve ser adicionado ao porte da cirurgia considerada principal o equivalente a 70% do porte de cada um dos demais atos praticados.

Exemplos:

3.07.33.04-9 - Cirurgião (diferentes vias de acesso)
Porte10C = R$ 1.283,57 (2 x tabela) = R$ 2.567,14 x 70% = R$ 1.797,00
Total = R$ 1.797,00

3.07.33.04-9 - 1º auxiliar (diferentes vias de acesso)
30% do valor do porte: R$ 1.797,00 x 30% = R$ 539,10

3.07.33.04-9 - 2º Auxiliar (diferentes vias de acesso)
20% do valor do porte: R$ 1.797,00 x 20% = R$ 359,40

Cirurgias Bilaterais

"Obedecem às normas as cirurgias bilaterais, realizadas por diferentes incisões (70%), ou pela mesma incisão (50%)."

Uma cirurgia bilateral é um procedimento cirúrgico que envolve ambos os lados do corpo. As cirurgias bilaterais têm algumas vantagens, como uma única hospitalização e anestesia

CAPÍTULO 6

Equipe Cirúrgica

Ato cirúrgico único

A valoração dos serviços prestados pelos médicos auxiliares dos atos cirúrgicos corresponderá ao percentual de 30% do porte do ato praticado pelo cirurgião para o primeiro auxiliar, de 20% para o segundo e terceiros auxiliares e, quando o caso exigir, também para o quarto auxiliar.

Múltiplos atos cirúrgicos

Quando uma equipe, num mesmo ato cirúrgico, realizar mais de um procedimento, o número de auxiliares será igual ao previsto para o procedimento de maior porte, e a valoração do porte para os serviços desses auxiliares será calculada sobre a totalidade dos serviços realizados pelo cirurgião.

PROCEDIMENTOS CIRÚRGICOS E INVASIVOS

SISTEMA MÚSCULO-ESQUELÉTICO E ARTICULAÇÕES					3.07.00.00-0
Código	Procedimentos	Porte	Custo Oper.	Nº de Aux.	Porte Anest.
3.07.33.04-9	Osteocondroplastia - estabilização, ressecção e/ou plastia #	10C	38.500	1	6

10B	1.156,43	14A	3.319,16
10C	1.283,57	14B	3.611,31

UCO	R$ 12,00
FILME	R$ 25,38

Exemplo:

3.07.33.04-9 - 1º auxiliar (Via Principal)

30% do valor do porte: R$ 2.567,14 x 30% = R$ 770,14

3.07.33.04-9 - 2º Auxiliar (Via Principal)

20% do valor do porte: R$ 2.567,14 x 20% = R$ 513,43

Cirurgias Bilaterais

Obedecem às normas as cirurgias bilaterais, realizadas por diferentes incisões (70%), ou pela mesma incisão (50%).

Uma cirurgia bilateral é um procedimento cirúrgico que envolve ambos os lados do corpo. As cirurgias bilaterais têm algumas vantagens, como uma única hospitalização e anestesia

CAPÍTULO 7

Cálculo de exames

Exame Ato cirúrgico único

MÉTODOS DIAGNÓSTICOS POR IMAGEM					4.08.00.00-8	
Código	Procedimentos	Inc.	Filme ou Doc	Porte	Custo Oper.	
4.08.04.06-2	Patela	3	0,1872	1B	1,310	

1A	14,88	4C	282,68
1B	29,76	5A	304,32

UCO	R$ 12,00
FILME	R$ 25,38

A valoração dos Exames prestados referente a via Principal a porcentagem será sempre 100%

4.08.04.06-2 - (Via Principal)

Porte 1B = R$ 29,76

UCO = 12,00 x 1,31 = R$15,72

Filme = 25,38 x 0,1872 = R$ 4,75

Total de R$50,23.

Exames Atos cirúrgicos diferentes vias de acesso

A valoração dos Exames prestados referentes às demais vias a

porcentagem será 70%

4.08.04.06-2 (diferentes vias de acesso)

Porte 1B = R$ 29,76

UCO = 12,00 x 1,31 = R$15,72 x 70% = R$

11,00

Filme = 25,38 x 0,1872 = R$ 4,75

Total de R$45,51.

CAPÍTULO 8

AMB 90, 92 e 96

Tabelas de Remuneração

As tabelas de remuneração auxiliam tanto no dia a dia de instituições prestadoras de serviço do setor de saúde, quanto na rotina de convênios médicos. Os documentos ajudam especificamente no faturamento das contas médicas.

O que são tabelas de remuneração e quais suas funções no faturamento médico?

As tabelas de remuneração são listas de valores e informações usadas pelas operadoras de saúde para realizar a remuneração dos seus credenciados. Esses credenciados podem ser médicos autônomos, consultórios, clínicas, hospitais, laboratórios, entre outros prestadores de serviço.

Primeiramente, esses prestadores realizam a consulta ou tratamento ao beneficiário dos planos de saúde e depois repassam os valores aos convênios.

Aliás, muitas vezes, os credenciados também fazem uso de materiais, medicamentos e taxas, conforme a necessidade do paciente. Então, posteriormente, todos os valores desses serviços e itens são enviados às operadoras para pagamento.

Mas, claro, para que todo esse processo ocorra de modo organizado, os planos de saúde já têm tabelas de remuneração preestabelecidas com os valores de cada procedimento.

Tabelas AMB 90, 92 e 96

Tem sua precificação baseada no coeficiente de honorário (CH). A AMB 90, 92 e 96 são as versões mais utilizadas pelos profissionais. Apesar dessas documentações estarem em desuso desde 2003, ainda há muitos contratados que se baseiam nessas tabelas.

Codificação da Tabela

Todos os procedimentos da Tabela AMB são codificados por subgrupos de procedimentos onde os dois primeiros dígitos no código são respectivos ao grupo.

- **(28)** Patologia Clínica, 28.10.066-2 Culturas automatizadas
- **(32)** Exames radiológicos, 32.05.003-8 Raio X de Tórax
- **(34)** Tomografias, 34.01.013-0 Tomografia de tórax
- **(51)** Otorrinolaringologia, 51.05.001-3 Adenoidectomia

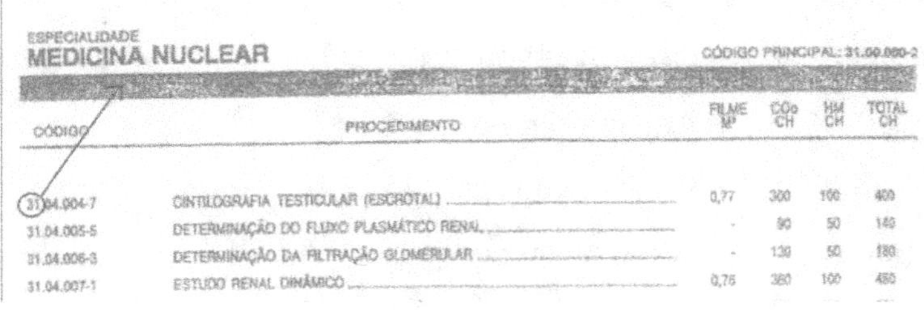

ESPECIALIDADE
MEDICINA NUCLEAR   CÓDIGO PRINCIPAL: 31.00.000-2

CÓDIGO	PROCEDIMENTO	FILME M²	COo CH	HM CH	TOTAL CH
31.04.004-7	CINTILOGRAFIA TESTICULAR (ESCROTAL)	0,77	300	100	400
31.04.005-5	DETERMINAÇÃO DO FLUXO PLASMÁTICO RENAL	-	90	50	140
31.04.006-3	DETERMINAÇÃO DA FILTRAÇÃO GLOMERULAR	-	130	50	180
31.04.007-1	ESTUDO RENAL DINÂMICO	0,76	380	100	480

CH (coeficiente de honorário)

Todo procedimento, de acordo com o código, é valorizado através da quantidade de CH (coeficiente de honorário) estabelecido pela tabela. Para se chegar a um valor real do procedimento, deve-se pegar o número de CH de um determinado procedimento e multiplicá-lo por um valor (índice) de CH, Pré-estabelecido em contrato.

ESPECIALIDADE MEDICINA NUCLEAR					CÓDIGO PRINCIPAL: 31.00.000-2
CÓDIGO	PROCEDIMENTO		FILME M²	CO₂ CH	HM CH	TOTAL CH
31.04.004-7	CINTILOGRAFIA TESTICULAR (ESCROTAL)	0,77	300	100	400
31.04.005-5	DETERMINAÇÃO DO FLUXO PLASMÁTICO RENAL		90	50	140
31.04.006-3	DETERMINAÇÃO DA FILTRAÇÃO GLOMERULAR		130	50	180
31.04.007-1	ESTUDO RENAL DINÂMICO	0,76	360	100	460

Exemplo:

- 45.08.019-4 Cesariana: 800 CH
- 51.05.001-3 Adenoidectomia: 300 CH
- 54.09.014-8 Rinosseptoplastia: 155 CH

Valor (índice) do CH Contratado poderá ser: R$ 0,288

Calculando:

Cesariana 800 CH, X R$ 0,288 = R$ 230,40

Instruções Gerais para Honorários Médicos

1. **Acomodação individual:** Quando um paciente estiver internado em acomodações individuais, (Quarto individual ou apartamento) os honorários profissionais terão um acréscimo de 100%

2. **Mudança de acomodação:** Quando um paciente por vontade própria, optar por se internar em acomodações hospitalares, superiores às previstas no contrato com a prestadora de saúde, a complementação do valor dos honorários médicos, será negociada pelas partes.

3. **Atendimento de urgência e Emergência:** Os honorários médicos têm um acréscimo de 30% nos seguintes casos: No período compreendido entre as 22Hs e 6Hs do dia seguinte. Qualquer horário nos Domingos e Feriados

4. **Múltiplos atos mesma via de Acesso:** Na ocasião de múltiplos atos cirúrgicos pela mesma via de acesso ou cavidade anatômica, o honorário será o de maior porte, acrescido de 50% dos demais atos.

5. **Múltiplos atos via de acesso diferente:** Em múltiplos atos cirúrgicos por vias de acesso diferente, o honorário será o de maior porte, acrescido de 70% dos demais atos.

6. **Duas equipes diferentes:** Quando duas equipes distintas realizarem atos cirúrgicos simultâneos, cada equipe receberá os respectivos honorários da tabela.

7. **Participação de especialista:** Caso haja a necessidade de participação de outro especialista, os honorários serão referentes ao atendimento prestado.

8. **Ato cirúrgico complementar:** Quando um ato cirúrgico for integrante de outro, o honorário será somente a do ato principal.

Porte Anestésico

Para os procedimentos onde há atuação do médico anestesiologista, a tabela prevê portes anestésicos que variam do 1 ao 7, tendo cada um, um valor fixo em CH para posterior conversão em valor em real.

1	175
2	250
3	370
4	500
5	750
6	1100
7	1600
8	1750

Calculando:

Cesariana Porte 5 = 750 CH X R$ 0,288 = R$ 216,00

Instruções gerais para porte anestésico

1. **Porte "O":** Significa não participação do anestesista!

2. **Procedimento sem porte anestésico:** Quando houver a necessidade da participação de anestesista em procedimentos que não tenham porte anestésico, a remuneração do anestesista será equivalente ao (Porte 3).

3. **Múltiplos atos em mesma via de acesso:** Em atos cirúrgicos onde haja intervenção em outros órgãos, pela mesma cavidade anatômica ou via de acesso, o porte anestésico será o de maior porte acrescido de 50% dos demais atos.

4. **Cirurgias bilaterais:** Em caso de cirurgia bilateral, no mesmo ato anestésico, se não houver código específico na tabela, os honorários serão acrescidos de 50% do 1º ato cirúrgico.

5. **Porte 7:** Atos de porte 7, ou com Circulação extra corpórea (CEC), poderá haver a participação de 1 anestesista auxiliar, com remuneração de 30%, honorários do anestesista.

Filme Radiológico

Nos casos de exames de imagem, além da cobrança por valor de CH há cobrança da metragem do filme, onde o valor cheio é pré-estabelecido em contrato.

ESPECIALIDADE
RADIODIAGNÓSTICO

CÓDIGO PRINCIPAL: 32.00.000-1

CÓDIGO	EXAMES	Inc.	Filme m2	Custo Operac. CH	Honorário CH	Total C.R.R CH
32.02.004-0	COLUNA DORSAL: A.P. - LATERAL	2	0.2400	34	36	70
32.02.006-6	COLUNA LOMBO-SACRA	3	0.3120	37	36	73
32.02.007-4	COLUNA LOMBO-SACRA COM OBLÍQUAS E COM SELETIVAS					

Calculando:

Metro quadro(M^2) acordado seria: R$ 21,70

Rx de Tórax Filme 0,1540 M^2 X R$ 21,70 = R$3,34

Auxiliares

Procedimentos com a participação de auxiliares: a valoração dos serviços prestados nos atos cirúrgicos corresponderá ao percentual.

do porte do ato praticado pelo cirurgião

- **30%** para o 1º Auxiliar
- **20%** para o 2º, 3º e 4º Auxiliar

Múltiplos Procedimentos: Quando uma equipe em um mesmo ato cirúrgico realizar mais de um procedimento o número de auxiliares será relativo ao procedimento de maior porte e a remuneração será calculada sobre a totalidade dos honorários do cirurgião.

CAPÍTULO 9

Tabelas de Faturamento

O que são tabelas de Remuneração

As tabelas de remuneração são listas de valores e informações usadas pelas operadoras de saúde para realizar a remuneração dos seus credenciados. Esses credenciados podem ser médicos autônomos, consultórios, clínicas, hospitais, laboratórios, entre outros prestadores de serviço. Primeiramente, esses prestadores realizam a consulta ou tratamento ao beneficiário dos planos de saúde e depois repassam os valores aos convênios. Aliás, muitas vezes, os credenciados também fazem uso de materiais, medicamentos e taxas, conforme a necessidade do paciente.

 Então, posteriormente, todos os valores desses serviços e itens são enviados às operadoras para pagamento.

Mas, claro, para que todo esse processo ocorra de modo organizado, os planos de saúde já têm tabelas de remuneração preestabelecidas com os valores de cada procedimento, repassadas aos credenciados no contrato. Portanto, a partir desses preços, os convênios remuneram os prestadores, depois que recebem as guias médicas.

As tabelas mais usadas no faturamento

Procedimentos: tabela AMB e CBHPM.

- Tabela AMB tem sua precificação baseada no coeficiente de honorário (CH). A AMB 90, 92 e 96 são as versões mais utilizadas pelos profissionais. Apesar dessas documentações estarem em desuso desde 2003, ainda há muitos contratados que se baseiam nessas tabelas.

- Tabela CBHPM ou Classificação Brasileira Hierarquizada de Procedimentos Médicos é o documento mais atual. Serve como parâmetro para a cobrança e pagamento de procedimentos médicos.

Materiais e Medicamentos: BRASÍNDICE e SIMPRO.

- O Guia Farmacêutico BRASÍNDICE auxilia como parâmetro para a cobrança de medicamentos, materiais e dietas. Esse documento é atualizado a cada 15 dias, pois esses itens podem passar por alterações periódicas, tanto nos valores quanto na composição dos medicamentos. Por isso, faz-se necessário sempre buscar a versão mais atualizada da BRASÍNDICE para inserir no faturamento (cobrança e pagamento).

- A Revista SIMPRO também traz base para valores de medicamentos e dietas, mas nos contratos está mais relacionada aos materiais. Essa Revista passa por atualização a cada 2 meses para o reajuste de materiais. Então, os profissionais que trabalham com o faturamento médico também precisam estar atentos às versões mais recentes.

Diárias, Taxas e Gases Medicinais

Há ainda os preços de Diárias, Taxas e Gases Medicinais, que não estão

incluídos nas tabelas citadas acima, pois são itens negociados

diretamente entre o prestador de serviço e a operadora de saúde.

Os documentos que geralmente servem como base para a negociação dos

valores de Diárias, Taxas e Gases Medicinais:

- Tabela 18 do Padrão TISS;

- Acordos Contratuais;

- Negociação com a Operadora;

- Negociação Coletiva (grupo de hospitais ou clínicas que se unem com o objetivo de criar uma padronização de valores dos itens).

Tabelas próprias e Pacotes

Alguns convênios também criam pacotes para padronizar valores. Os pacotes são vários procedimentos ou medicamentos englobados em um único código, formando um valor.

Imagine a seguinte situação:

O paciente além da consulta, passou por um procedimento de curativos. Nesse caso, geralmente, o valor deve ser cobrado separadamente (serviço + medicação).

Entretanto, se o plano de saúde já estabelecer em contrato um pacote para esses procedimentos em conjunto, o faturista da clínica ou hospital usará como base o pacote para a cobrança.

Obs.: os estabelecimentos médicos utilizam as tabelas de remuneração com o objetivo de criar parâmetros para os valores de pagamento e recebimento. Mas independente da forma de seguir com os pagamentos e cobranças, todas as instituições médicas e convênios devem utilizar os padrões TISS e TUSS para o preenchimento das informações na guia, conforme orientação da Agência Nacional de Saúde Suplementar (ANS). Entenda melhor esses padrões:

Diferença entre TISS e TUSS?

Como funciona o TISS?

Tem o intuito de padronizar as trocas de informações entre os planos de saúde privados e os beneficiários e prestadores de serviço, com especificações de comunicação, vocabulário, conteúdo e segurança. Ou seja, permite uma comunicação facilitada, já dentro das diretrizes das ANS

Como funciona o TUSS?

Padrão que simplifica a identificação de procedimentos médicos. Por exemplo, antes da implantação dessa regra, um determinado laboratório poderia ter um código "A" para um exame, e o convênio para esse mesmo exame, poderia ter um código "B".

Além do mais, havia uma grande variação de nomenclaturas. Você já imaginou a dificuldade na comunicação durante a troca de dados?

Então, com a meta de resolver os problemas causados pela falta de padronização, a ANS elaborou a TUSS, que estabelece uma tabela com códigos e nomenclaturas para que os planos de saúde possam utilizá-la e pagar os beneficiários.

Claro que, os padrões também servem àqueles que enviam os documentos aos convênios.

Vale ressaltar que, existem algumas exceções a essa padronização,

porém a maioria dos procedimentos feitos atualmente, no território

brasileiro, atendem à TUSS.

CAPÍTULO 10

72

Considerações Finais

É importante destacar que a CBHPM é atualizada periodicamente para acompanhar as mudanças na prática médica e garantir sua atualidade e relevância. Portanto, é fundamental que os profissionais de saúde estejam familiarizados com as versões mais recentes da CBHPM e consultem as tabelas e códigos correspondentes à época em que os serviços foram prestados.

Ao utilizar os códigos e tabelas da CBHPM de forma adequada, os profissionais de saúde podem garantir a precisão no cálculo dos honorários, contribuindo para uma remuneração justa e transparente pelos serviços médicos prestados.